シニアの脳トレーニング⑧

コピーして使えるシニアの漢字で脳トレーニング

脳トレーニング研究会編

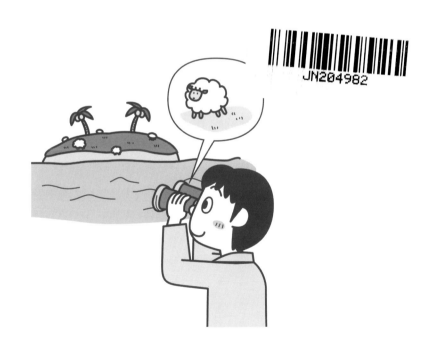

黎明書房

はじめに

　わたしたちは毎日，「漢字」に囲まれて生活しています。そして，漢字を読んだり書いたりして暮らしています。

　しかし，メモを取るときなど漢字を書こうとしても，今まで覚えていたはずの漢字が思い出せないということがよくあります。そして，悲しいことに年を取れば取るほど増えていきます。

　そこで，漢字で脳トレーニングをする本を作りました。漢字のクイズで，脳を鍛えると同時に漢字忘れを防止するという一石二鳥の効果をめざしました。

　この本では，「漢字」をテーマにしたバラエティ豊富な脳トレーニングを多数収録しました。とんち漢字クイズや，四字熟語クイズや漢字なぞなぞ，漢字クロスワードパズルや漢字神経衰弱，漢字で運勢など，毎日楽しみながら，自分のペースで脳トレができるようになっています。

　問題でちょっと無理しているところもあるかもしれませんが，あくまでもお遊びお楽しみですので，ご寛恕のほどを。なお，「小学校で習う漢字のパズル」は 2020 年 4 月 1 日から施行されます新しい小学校学習指導要領の「学年別漢字配当表」によりました。

　この本を施設で使われるときは，適宜コピーしてください。

　問題ができてもできなくても，楽しく大いに笑ってください。

　どうぞ，お楽しみください。

　2018 年 4 月

脳トレーニング研究会

もくじ

はじめに　1

1　ひらがな四字熟語　5

2　歩道の不思議な漢字　6

3　漢字バラバラ事件　8

4　漢字の算数で遊ぼう①　足し算　10

5　動物漢字クイズ①　12

6　からだの名前を漢字で覚えよう　13

7　みんなで楽しむ漢字の一〜九ビンゴ　14

8　漢字大好きシニアの中国旅行①　空港の巻　16

9　挑戦！　小学校１・２年生で習う漢字のパズルで脳トレ　18

10　この漢字どう読む？　クロスワード　入門編　20

漢字で運勢①　今月の漢字部首占い　21

11　どんな漢字を当てますか？　23

12　動物漢字クイズ②　24

13 からだの慣用句クイズ　25

14 この漢字，どこか変 !?　26

15 あなたの語彙力アップクイズ①　28

16 漢字大好きシニアの中国旅行② 呉の国の巻　30

17 漢字でクロスワード 入門編　32

18 記憶力アップ！ 漢字神経衰弱①　33

漢字で運勢② 今週の漢字部首占い　35

19 お笑い当て字教室　37

20 挑戦！ 小学校3・4年生で習う漢字で間違い探し　38

21 あなたの語彙力アップクイズ②　40

22 本当に大切な漢字読めますか？　42

23 漢字の算数で遊ぼう② 引き算　44

24 この漢字どう読む？ クロスワード 卒業編　46

25 記憶力アップ！ 漢字神経衰弱②　47

26 面倒な漢字の読み方クイズ　49

27 漢字大好きシニアの中国旅行③ 寒山寺の巻　50

28 ひらがなー漢字なぞなぞ　52

3

漢字で運勢③ 今日の漢字部首占い　53

29 古今東西の有名な文学作品の題名間違い探し　55

30 漢字の算数で遊ぼう③　掛け算　56

31 ことわざ・故事成語枝分かれクイズ　57

32 春夏秋冬の漢字をどう読みますか？　58

33 漢字でクロスワード　卒業編　59

34 挑戦！　小学校5・6年生で習う漢字のパズルで脳トレ　60

解答　62

1 ひらがな四字熟語

　下に，ひらがなで四字熟語が書かれています。抜けているマスにひらがなを1字入れて，四字熟語を完成させてください。
　2つ抜けている場合は，同じ文字が入ります。

① い っ し 　 ふ ら ん

② く し ん 　 ん た ん

③ い し ん 　 ん し ん

④ き 　 い っ ぱ つ

⑤ 　 っ た い 　 つ め い

⑥ じ ゅ う に ん 　 い ろ

⑦ 　 だ ん た い て き

⑧ ふ 　 こ 　 め い び

⑨ さ 　 か 　 し お ん

5

2 歩道の不思議な漢字

漢字の国の歩道を歩いていたら,敷石に不思議な漢字が書かれていました。さて,何と読むのでしょう。

①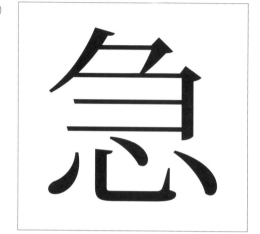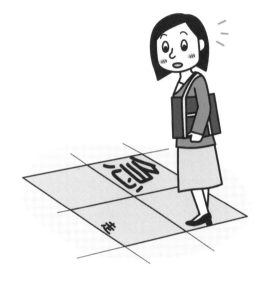

②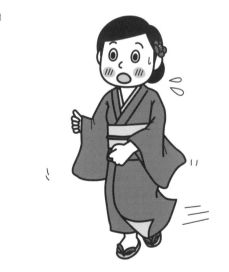

③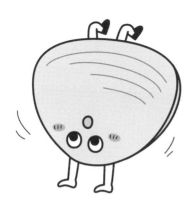

④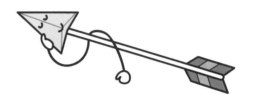

⑤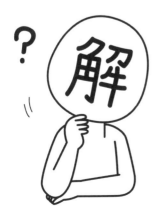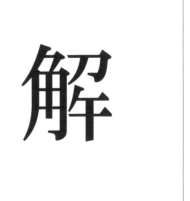

3 漢字バラバラ事件

漢字がバラバラになってしまいました。四角の中にある漢字のパーツを全て使って，正しい漢字を推理してください。

①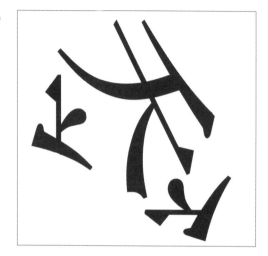

②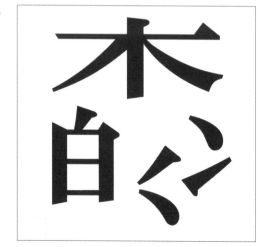

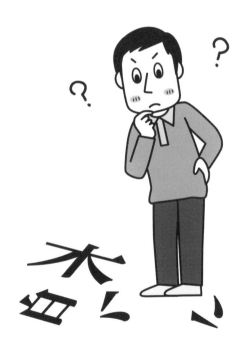

③

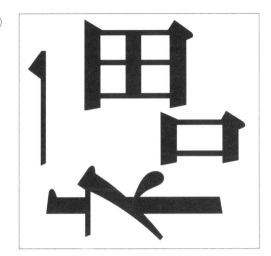

④

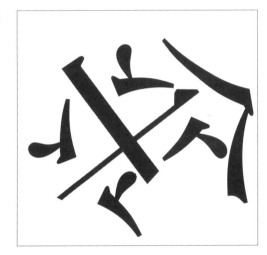

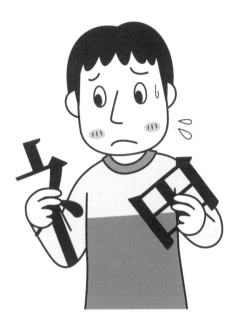

⑤ 二字熟語です。日ごろから，気をつけたいものです。

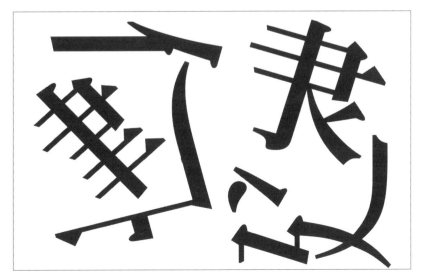

4 漢字の算数で遊ぼう① 足し算

例にならって，漢字で足し算をしてみましょう。

例：糸 ＋ 冬 ＝ 終
　　ちから（力）＋ くち（口）＝ 加

① 糸 ＋ 吉 ＝

② 女 ＋ 生 ＝

③ 口 ＋ 古 ＝

④ 金 ＋ 本 ＝

⑤ 門 ＋ 口 ＝

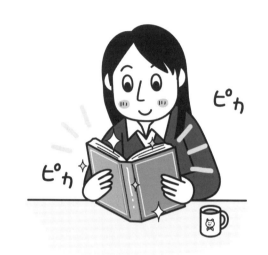

⑥ 敬 ＋ 馬 ＝

⑦ 文 ＋ 寸 ＝

⑧ 口 ＋ 貝 ＝

⑨ 日 ＋ 一 ＋ 里 ＝

⑩ 川 ＋ 頁 ＝

⑪ たけ ＋ あう ＝

⑫ たつ ＋ ひ ＋ こころ ＝

⑬ きん ＋ じゅう ＝

⑭ とまる ＋ すくない ＝

⑮ ひ ＋ てら ＝

⑯ くち ＋ き ＝

⑰ さかな ＋ よわい ＝

⑱ ひ ＋ つき ＝

⑲ いと ＋ いずみ ＝

⑳ さかな ＋ ひつじ ＝

㉑ き ＋ まじわる ＝

㉒ ひ ＋ ひ ＝

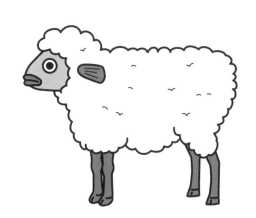

5 動物漢字クイズ①

次の動物の漢字と一致する絵を,それぞれ下から選んでください。

①牛　②河馬　③麒麟　④海豚　⑤海豹　⑥犀

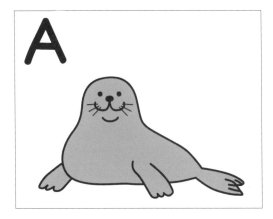
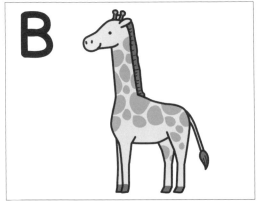
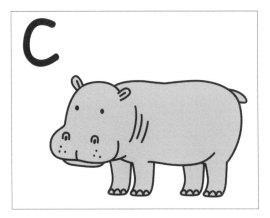
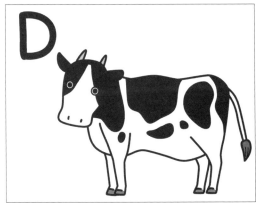
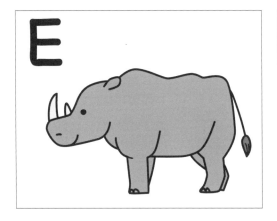
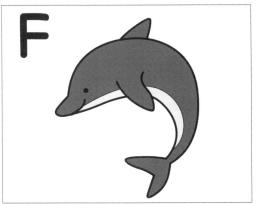

6 からだの名前を漢字で覚えよう

どうして，からだの名前はこんなに難しい漢字なのでしょう。
では，読み方を2つの中から選んでください。

① 唇 （くちびる　くち）
② 頬 （かお　ほお）
③ 肘 （すね　ひじ）
④ 膝 （こし　ひざ）
⑤ 喉 （のど　くび）
⑥ 歯 （おやゆび　は）
⑦ 鼻 （みみ　はな）
⑧ 顎 （あご　ほお）
⑨ 腿 （ふともも　すね）
⑩ 膕 （ひかがみ　こゆび）
⑪ 胸 （はい　むね）
⑫ 腋 （わき　くび）
⑬ 腿 （もも　うで）
⑭ 眉 （まぶた　まゆ）

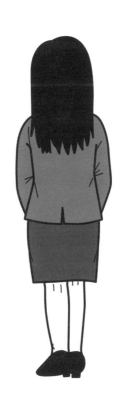

7 みんなで楽しむ漢字の一〜九ビンゴ

① 一〜九のカードを用意します。

　※右のページをコピーして使ってください。

② 一〜九の数字を下の３×３のマスに好きなように書いてもらいます。

　※下のマスをコピーして使ってください。

③ 一〜九のカードをトランプのように切り裏返します。係の人が，１枚ずつめくってその数字を言います。その数字があれば，○をつけます。

④ タテ，ヨコ，ナナメがそろった人がビンゴ！　です。

　例：ナナメの一，三，九がそろったのでビンゴ！

　全員ビンゴになるまで続けます

⑤ 一番速くビンゴになった人を，みんなで拍手でたたえます。※好評なら，何度してもＯＫ！

⓵	五	二
八	③	六
七	四	⑨

一〜九ビンゴ

一	二
三	四
五	六
七	八
九	※【一,二,三,四,五,六,七,八,九】 にあきたらない時は, 【十,十一,十二,十三,十四,十五, 十六,十七,十八】 でやっても面白いでしょう。

8 漢字大好きシニアの中国旅行① 空港の巻

　太郎さんは，漢字が大好きです。そこで，漢字の本場中国へ漢字を求めて旅をしました。一人ではつまらないので，孫の優太君を連れて行くことにしました。優太君は高校2年生です。

　上海空港に着きました。
優太「おじいちゃん，あの字なんて読むの？」
　と早速質問です。「盥洗室」を見て言いました。

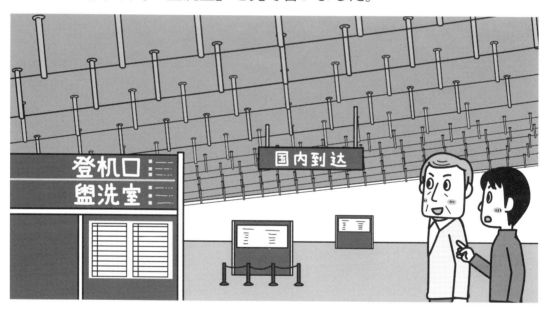

太郎「たらい洗い室だ。お手洗いだろう」
　優太君が，次に聞いたのは「登机口」でした。
　太郎さんは，「つくえに登る口」ってなんだろうと頭をひねりましたが，わかりませんでした。
　優太君が遠くに見える文字の読み方を聞きました。太郎さんの前には，見たこともない漢字がありました。「到达」とありました。

問題1

「登机口」の「机」は今の中国の正式な文字です。簡体字（簡単な字体にした字）と言います。日本語の「机」ではありません。では日本の字に直すとなんでしょう。

問題2

「到达」を日本の漢字に直してください。「达」は簡体字です。

その後，出口で現地のガイドさんと無事出会え，問題1と2の答えを教えてもらいました。

問題3

ガイドさんが自分の名字を紙に「刘」と書いてくれました。さて，日本ではどう書くのでしょう。次の三つから選んでください。
① 利　② 劉　③ 到

太郎さんは，まったくわからず，ますます自信喪失です。しかし，気を取り直し，ガイドさんの案内で水の都，蘇州へと元気に向かいました。

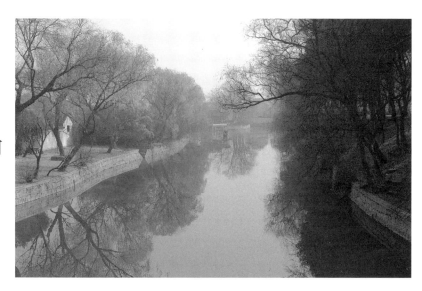

蘇州の運河

9 挑戦！ 小学校1・2年生で習う漢字のパズルで脳トレ

小学校で習った漢字を全部覚えていますか。今の子どもたちが1・2年生で習う漢字で脳トレです。例にならって，真ん中に入る漢字を考えましょう。

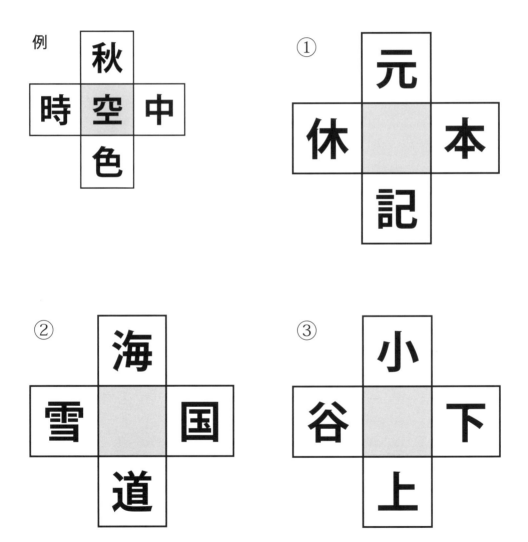

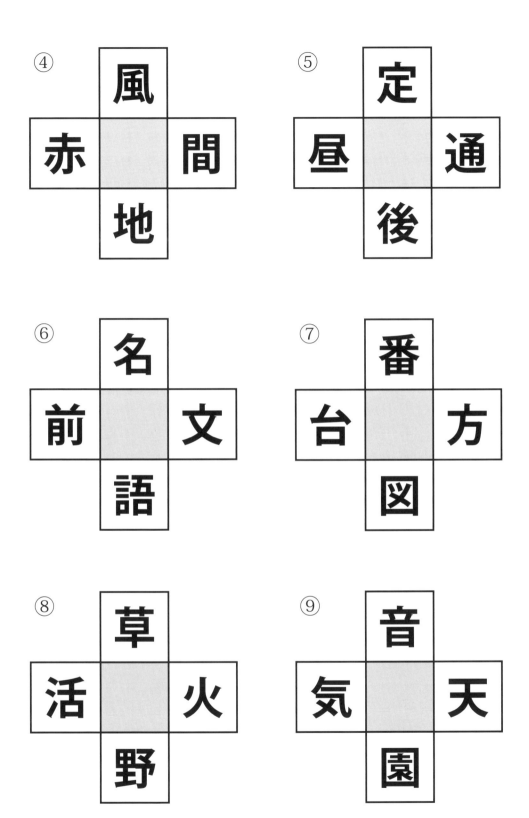

10 この漢字どう読む? クロスワード 入門編

タテ・ヨコの鍵を解いて，クロスワードパズルを完成させましょう。漢字の読みを当てる問題が時々混じっています。

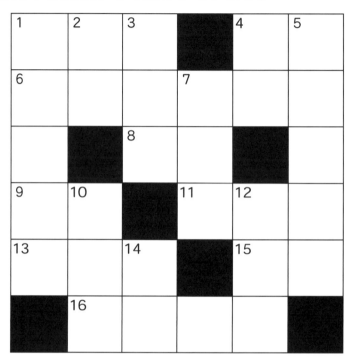

タテの鍵

1 おおやけにします。
2 口から出したり吐いたり。
3 柔道の技。
4 「勘」の読み方は。
5 昔の古い言葉を調べる道具。
7 「檀家」の読み方は。
10 あべこべに映るもの。
12 「曰く」の読み方は。
14 判子のこと。

ヨコの鍵

1 五七五。
4 前のこと。
6 十五夜のときこっそり盗むもの。
8 「點」の読み方は。
9 ひま。
11 売り手の反対。
13 「嗽」の読み方は。
15 「湾」の読み方は。
16 同じ文化を持つ人たち。

漢字で 運勢①	# 今月の漢字部首占い

　あなたの好きな部首を選んでください。選んだら，裏のページを見て
ください。

　選んだ部首の漢字が今月のあなたの運勢です。当たるも八卦^{はっけ}，当たら
ぬも八卦です。

穴	禾	氵
艹	扌	ネ
女	木	灬

21

究	**穏**	**溢**
●あなたが目標としていることを，究(きわ)めることができます。	●好きな音楽を聞いて心穏(おだ)やかに過ごすことができます。	●元気溢(あふ)れる1ヵ月です。何か新しいことに挑戦してみてはいかがでしょうか。
華	**拾**	**福**
●華(はな)やかなパーティーに誘われる予感。華華しい気分の1ヵ月。	●道を歩いていると思わぬものを拾います。幸運の拾い物でしょう。	●福の神がほほ笑む1ヵ月です。服を新調してみては？
嬉	**楽**	**熱**
●嬉しい便りが，方々から届くかも。久しく連絡をとっていなかった人と連絡をとってみては？	●親しい人との外食など，楽しいことが続く1ヵ月です。	●熱い視線を周りから受け続ける1ヵ月です。

11 どんな漢字を当てますか？

下線のひらがなに当てはまる漢字を3つから選んでください。

① 本日，ようやく開館の<u>はこび</u>となりました。
（運び　箱び　葉子び）

② どうぞ，<u>ふるって</u>ご参加ください。
（振るって　奮って　降るって）

③ <u>しばらく</u>お待ちください。
（芝らく　暫く　縛らく）

④ お呼び<u>たて</u>してすみません。
（伊達　建て　立て）

⑤ 貝と魚を用意<u>いたし</u>ました。
（致し　痛し　至し）

⑥ 本やノート<u>など</u>を売っています。
（名度　奈ど　等）

⑦ 両替は<u>でき</u>ません。
（出来　手来　出木）

⑧ どうぞ，<u>おこし</u>ください。
（お越し　起こし　興し）

⑨ まいど，<u>ありがとう</u>ございます。
（蟻がとう　有難う　在難う）

⑩ <u>ごぶさた</u>しております。
（御部沙汰　御無沙汰　後無沙汰）

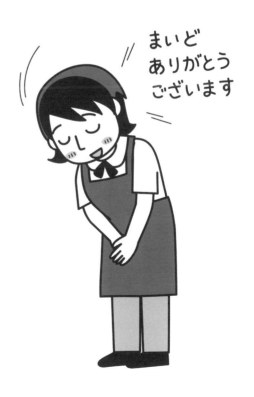

23

12 動物漢字クイズ②

次の動物の漢字と一致する絵を,それぞれ下から選んでください。

①駱駝　②蟹　③蛸　④獅子　⑤驢馬　⑥大熊猫

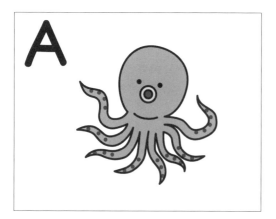
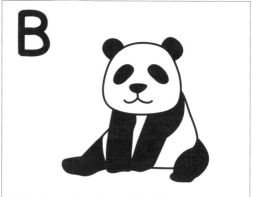
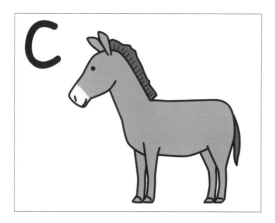
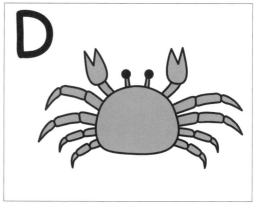
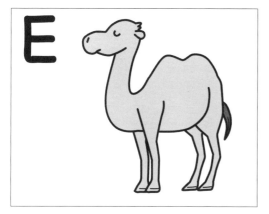
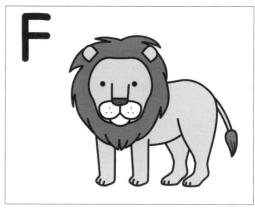

13 からだの慣用句クイズ

からだの部分の名前を空いているところに入れて，慣用句を完成させてください。

例： 背 を向ける

① □ から火が出る

② □ から鱗が落ちる

③ 喉から □ が出る

④ 二枚 □

⑤ 地獄 □

⑥ □ が鳴る

⑦ □ が折れる

⑧ □ を持つ

⑨ □ を洗う

⑩ □ を返す

⑪ 後ろ □ をさされる

⑫ □ を洗って出なおす

⑬ 減らず □

25

14 この漢字, どこか変!?

次の漢字は, なんか変です。変なところを見つけてください。

① いぬ

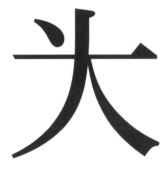

② い

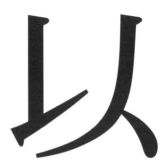

③ ふと（い）

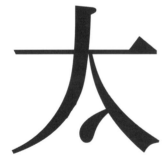

④ なら（う）

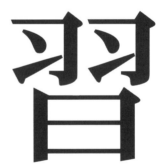

⑤ さず（ける）

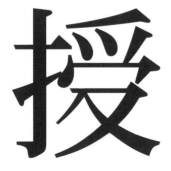

⑥ あか（るい）

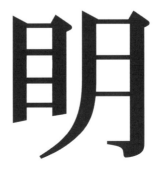

⑦　うつく（しい）

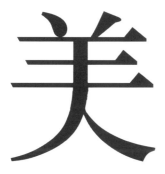

⑧　あし

足

⑨　し（る）

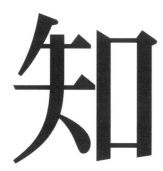

⑩　ふみ

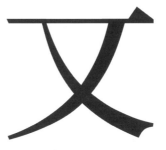

⑪　こおり

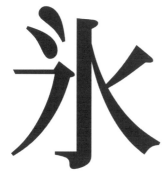

⑫　うま

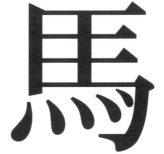

15 あなたの語彙力アップクイズ①

　このクイズをすれば、あなたは5つのすばらしい四字熟語が覚えられます。

　AかBか正しい方を選んでください。

① 多岐亡羊(たきぼうよう)

A　多くの道がありました。ちょっと目を離したすきに、それぞれの道から羊が逃げて行きました。財産をいっぺんに失って途方にくれることです。

B　多くの別れ道がありました。そのどれかの道を大切な羊が逃げていってしまったのです。どの道かまったくわかりません。真理に到達する道もおなじようなものだということです。

② 左鮃右鰈(ひだりひらめみぎかれい)

A　大皿に刺身を盛り付ける時、鮃(ひらめ)は左に、鰈(かれい)は右に盛り付ける決まりのあること。

B　左に目があるのが鮃、右に目があるのが鰈ということで、鮃と鰈を見分けるための言葉。

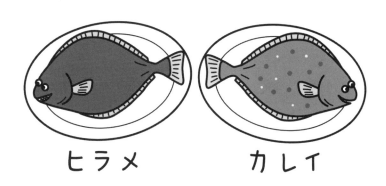

③ 釜中之魚
ふちゅうのうお

A 釜の中でこれから煮られてしまうのに泳いでいる魚。すなわち，危機的な状況が迫っていること。
B 金魚鉢がないので，代わりにお釜の中で金魚を飼うこと。すなわち，うまく代わりをみつけること。

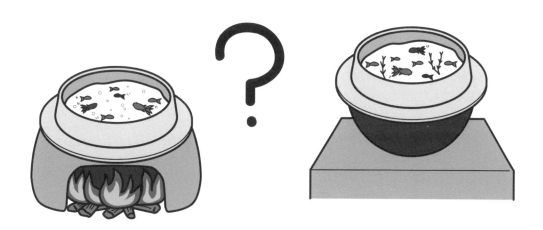

④ 白河夜船
しらかわよふね

A 白河を夜，一杯飲みながら舟で下ることで，極めて風流なこと。
B ぐっすり眠り込み，なにもわからないこと。

⑤ 和魂漢才
わこんかんさい

A 才能のある漢（おとこ）は，平和の精神を持っているということ。
B 日本の精神を捨てず，中国の学問をマスターすること。

16 漢字大好きシニアの中国旅行② 呉の国の巻

いよいよ中国旅行の第一歩です。

上海から東へ車で1時間半くらいで，蘇州に着きました。蘇州は，東洋のベニスと言われています。今から2500年ほど前の春秋時代にできた町です。その時代は呉州と言いました。呉の都です。早速2人は，呉の王の闔廬の葬られたという虎丘に行きました。（写真は虎丘入口）

そこで，太郎さんは，優太君に故事成語の問題を出しました。

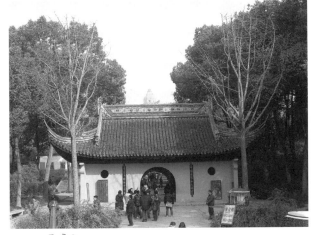

太郎「呉の付く故事成語を1つ挙げなさい」

優太「うーん。確か，漢文の授業で習ったな。そうだ！ 呉越○○だ」

太郎「では，『呉越○○』が出たから，もう1つ問題だ。呉の国は越の国と長年にわたって戦った。呉王の闔廬は，越王の勾践に敗れて死んだ。そこで，闔廬の息子，夫差は，その恨みの痛さを忘れないように，眠る時は薪の上に痛い思いをして寝たんだ。そのかいあって，2年後，越王の勾践に勝った。

そこで，負けた勾践は，この恨みの苦さを忘れないように，苦い肝をなめて軍備を整えたんだ。そのかいあって，21年後，ついに勾践は，夫差を破り，夫差は自決し，呉は滅んだ。

この話がもとになってできた故事成語を言ってごらん」

優太「がしんしょうたん」

太郎「漢字で書くと，どうなるかな？」

問題1

「呉越○○」の「○○」に入る言葉を下の2つから選んでください。
（同舟　同風）

問題2

呉王夫差と越王勾践の話からできた故事成語はなんでしょう。下の2つから選んでください。
（我薪勝胆　臥薪嘗胆）

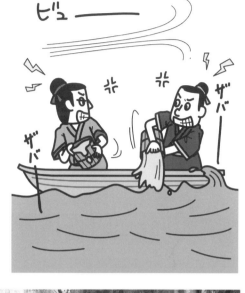

虎丘を歩いて行くと，闔廬の墓があるという「剣池」に着きました。ここには，左に赤く「剣池」，右に青く「風壑雲泉」とありました。

優太「おじいちゃん，『壑』はどう読むの？」

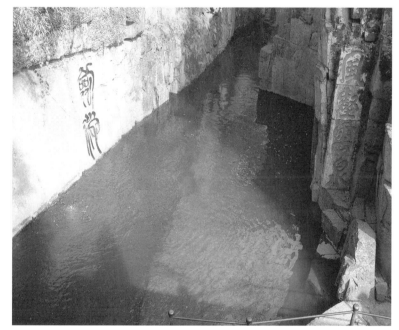

太郎「『○○』だよ。この剣池を一つの小天地に見立てたのが『風壑雲泉』だ。風吹き，谷あり，雲わき，泉あり，といったところだろう」

問題3

「壑」はどう読むのでしょう。

17 漢字でクロスワード 入門編

タテ・ヨコの鍵を解いて，クロスワードパズルを完成させましょう。当てはまる漢字を入れてください。

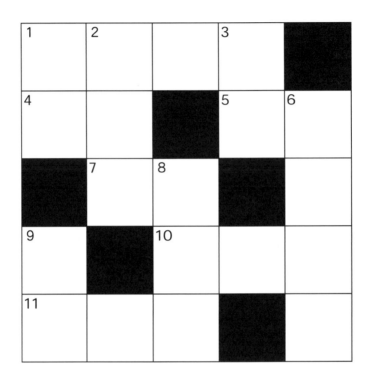

タテの鍵
1 濡れて行こう。
2 この季節，かかるといやだね。
3 一番昼が短い。
6 京都がある。
8 水戸黄門の敵役。
9 白瀬中尉。

ヨコの鍵
1 季節。
4 これがしのげれば。
5 眼と鼻の先。
7 とてもよこしまで，好きになれない。
10 かわりのところ。
11 裁判官と警察官の間。

18 記憶力アップ！ 漢字神経衰弱①

次の9つマスの中の漢字が，裏のページにもあります。ただし，マスの位置が違います。

裏を20秒見て，下の空白のマスに，その位置の漢字を書いてください。

猫	村	小
上	大	町
石	市	下

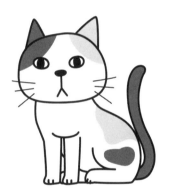

じっと見て、この並びを覚えてください。

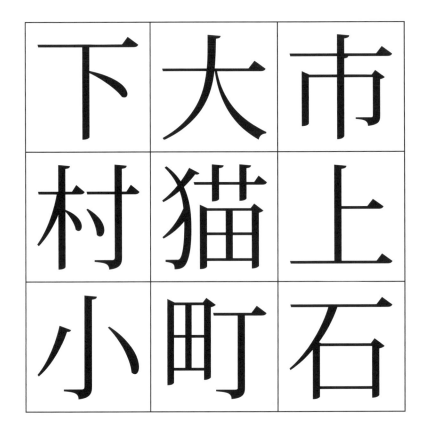

コツ
　かってに、タテ・ヨコ好みの熟語にして覚えるのがコツです。

市上石（いちかみいし）
大猫町（おおねこまち）
下村小（しもむらしょう）（学校）

漢字で 運勢②	# 今週の漢字部首占い

　あなたの好きな部首を選んでください。選んだら，裏のページを見てください。

　選んだ部首の漢字が今週のあなたの運勢です。当たるも八卦（はっけ），当たらぬも八卦です。

阝	心	イ
土	竹	目
日	青	弓

35

陽

●陽気で穏やかな1週間を送ることができるでしょう。

想

●想い人に願いが届く……かも？？ 想いを届けてみては？

優

●たくさんの人に優しくされます。自分の優れた面に気づく1週間。

増

●活力が増して，楽しい日々が送れそうな1週間です。

築

●新しい出会いがあるかも。よい人間関係を築きあげることができそう。

真

●真剣になれるもの，夢中になれるものに出会える1週間でしょう。

明

●明るい色の服を身につけると，気分も明るくなり，素敵なことが起こる予感。

静

●静謐*なひとときが訪れることでしょう。

*静かで穏やかなこと。

強

●強い身体になり，内から力が湧いてきます。

19 お笑い当て字教室

1　動物の名前を，自分流に漢字にしてみました。一体どう読むのでしょう。

① 木隣
② 魂弗
③ 入鹿
④ 寝子
⑤ 護利裸
⑥ 小亜等
⑦ 今日は良い天気だったので，動物園に行きました。水の中に皮嘘や落狐がいました。檻の中には，邪牙や珍班児がいました。面白かったです。

2　お笑い当て字教室の上の1にならってもっともらしい漢字を自分流に自由に当ててください。答えはいくつもあります。

① ライオン
② カバ
③ ラクダ
④ パンダ
⑤ ワニ
⑥ フラミンゴ

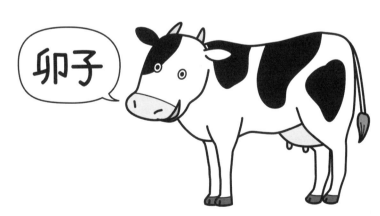

⑦ 今日は良い天気だったので，動物園に行きました。水の中にペンギンやアザラシがいました。柵の中には，カンガルーやサイがいました。面白かったです。

37

挑戦！ 20 小学校3・4年生で習う漢字で間違い探し

　今の子どもたちが3・4年生で習う漢字で脳トレです。下の文で間違った漢字の使い方をしているところがあります。例にならって，正しい漢字にしてください。

　　例：お客様と談輪しました。
　　　　　　　　　話

① 駅のホームは，とても寒く観じられました。

② 美しい羊服が着たいです。

③ 夫は，この案に板発しました。

④ いよいよ，熊と対血です。

⑤ すぐに港に正列しなさい。

⑥ 結課は，完敗でした。

⑦ 初めのころ，連習は，苦しいものです。

⑧ 病員で薬を飲みました。

⑨ 鹿にはその都度柱意しなさい。

⑩ 孫と庭の落ち歯を拾いました。

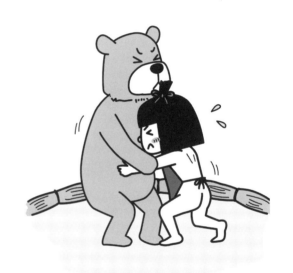

⑪　梅ぼしを徳別にいただきました。

⑫　とてもむずかしい仕験でした。

⑬　愛児の建康を祝いました。

⑭　深く歴史を反成しました。

⑮　運転のために機改の部品を集めました。

⑯　早速，投標に参加しました。

⑰　植物の研級者になりました。

⑱　世界に岐望を持ちましょう。

⑲　労動はとても重要なことです。

⑳　島にいる羊を管察しました。

㉑　みんなで流氷の問題を共議しました。

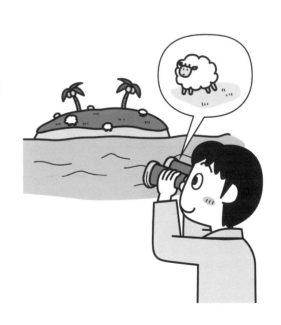

21 あなたの語彙力アップクイズ②

　このクイズをすれば，あなたはまた 10 のすばらしい四字熟語を覚えられます。

　下の使い方が○か×か答えてください。

① 　僕は，昨日のマラソンでは，五里霧中（ごりむちゅう）を走ったね。もちろん，優勝さ。

② 　先週，私は，妻と岐阜県の恵那峡に行ってきました。山紫水明（さんしすいめい）の美しいところでした。

③ 　今年は，五風十雨（ごふうじゅうう）で作物がよく実ってうれしいね。

④ 　去年までは運が悪く怪我ばかりしたけど，今年は新年早々宝くじにも当たり，ほんとに一陽来復（いちようらいふく）だ。

⑤ 　近ごろ調子が悪くて，どうも胆囊が肥大し，心臓が縮小ぎみのようだ。胆大心小（たんだいしんしょう）には気を付けなくては。

40

⑥　実は，この前芥川賞に選ばれて，**有頂天外**になってしまったよ。

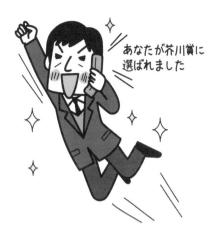

⑦　商品を正しいところへ納めてくれて，彼はまったく**品行方正**だ。

⑧　A議員は，味方にことごとく裏切られて，今や**四面楚歌**だ。

⑨　三月の初めは，風が強くて外に出ると，髪がもつれるわ，乱れるわで，**風紀紊乱**のありさまだった。

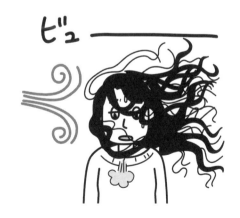

⑩　彼は，自分が一番の物知りだと思っているが，なんと**夜郎自大**なやつだろう。

22 本当に大切な漢字読めますか？

　医学や介護の場では，難しい漢字によく出会います。それらの漢字を読み，意味を知ることは人生においても大切なことです。では，次の漢字の読み方と意味を，それぞれ①②③から選んでください。

1　嚥下

　読み方：①つばめした　②かんげ　③えんげ

　意　味：①飲み込むこと　②吐き出すこと　③むしゃむしゃ食べること

2　譫妄

　読み方：①たんもう　②せんもう　③えんぼう

　意　味：①意識がとりとめもなくなること　②目の前が震えて見える
　　　　　　こと　③ふっと，つまらないことが浮かんでくること

3　疾病

　読み方：①しっぺい　②しつびょう　③はややまい

　意　味：①重病　　　　②病気　　　　③風邪

4　褥瘡

　読み方：①じゃくそう　②じょくそう　③しとねそう

　意　味：①床（とこ）ずれ　②じんましん　③くびのできもの

5　排泄

　読み方：①はいせい　②はいせつ　③ひよ

　意　味：①きれいに掃除すること　②ごみをすてること
　　　　　　③大小便をすること

6　失禁

　読み方：①しっきん　②けっきん　③いっきん

　意　味：①気絶すること　②おもらし　③記憶を失うこと

7　臥位

　読み方：①ふせくらい　②がい　③じんい

　意　味：①寝ている姿勢　②椅子に座っている姿勢　③立っている姿勢

8　介助

　読み方：①すけじょ　②かいじょ　③かいすけ

　意　味：①体の不自由な人の日常動作を助けること　②人と人の間に
　　　　　立って交渉すること　③一人住まいの人の手助けをすること

9　咀嚼

　読み方：①そしゃく　②そじゃく　③かっしゃく

　意　味：①食べ物を噛んでくだくこと　②飲み物を飲むこと
　　　　　③食べ物の味を味わうこと

10　拘縮

　読み方：①でいしゅく　②くしゅく　③こうしゅく

　意　味：①年取って背が縮むこと
　　　　　②関節がかたくなって，動きにくくなること
　　　　　③どんどん人に頼るようになること

11　口腔

　読み方：①こうこう　②くちぞら　③こうくう

　意　味：①口の外　②口の入口　③口の中

23 漢字の算数で遊ぼう② 引き算

例にならって，漢字で引き算をしてみましょう。

例：間 － 門 ＝ 日
　　よむ（読）－ うる（売）＝ 言

① 動 － 力 ＝

② 聞 － 耳 ＝

③ 男 － 田 ＝

④ 解 － 刀 － 牛 ＝

⑤ 思 － 田 ＝

⑥ 箱 － 竹 － 木 ＝

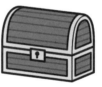

⑦ 習 － 羽 ＝

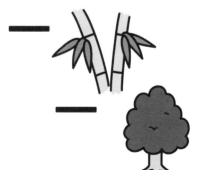

⑧ 姿 － 次 ＝

⑨ 頭 － 頁 ＝

⑩ 絵 － 糸 ＝

⑪ はなし － した ＝

⑫ かた － と ＝

⑬ せ － つき ＝

⑭ とり － いち ＝

⑮ よく － たに ＝

⑯ くすのき － き ＝

⑰ いわ － いし ＝

⑱ むね － き ＝

⑲ かみ － いと ＝

⑳ かみなり － あめ ＝

㉑ など － たけ ＝

㉒ おきる － おのれ ＝

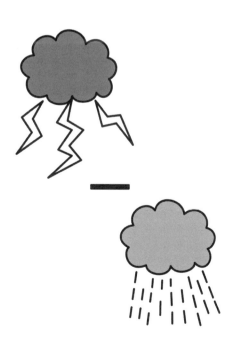

45

24 この漢字どう読む？クロスワード 卒業編

タテの鍵，ヨコの鍵に，読み方の難しい漢字が混じっています。読み解いて，クロスワードパズルを完成させてください。

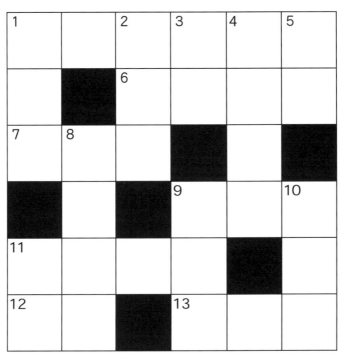

タテの鍵

1 「馬穴」の読み方は。
2 「吐噶喇」列島の吐噶喇の読み方は。
3 大きくて広い。
4 琵琶湖の名物。
5 スイカもこの仲間です。
8 「羅甸語」の読み方は。
9 「槿花」の読み方は。
10 コンビニは○○店。
11 「覇気」の読み方は。

ヨコの鍵

1 何を言われても全然気にしないこと。
6 音も光もこわい。
7 「氷柱」の読み方は。
9 川の縁。
11 「半纏」の読み方は。
12 俳句で使う言葉。
13 きちっと保つこと。

25 記憶力アップ！ 漢字神経衰弱②

次の９つマスの中の漢字が，裏のページにもあります。ただし，マスの位置が違います。

裏を20秒見て，下の空白のマスに，その位置の漢字を書いてください。

水	魚	犬
島	山	川
海	谷	池

じっと見て，この並びを覚えてください。

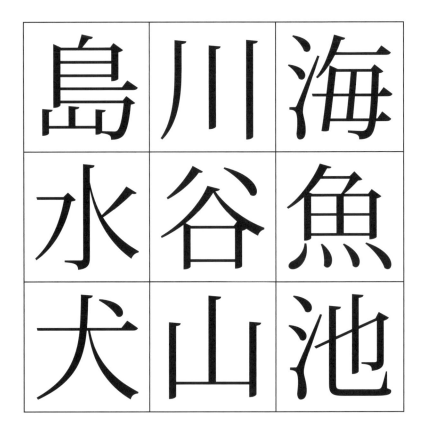

コツ

かってに，タテ・ヨコ好みの熟語にして覚えるのがコツです。

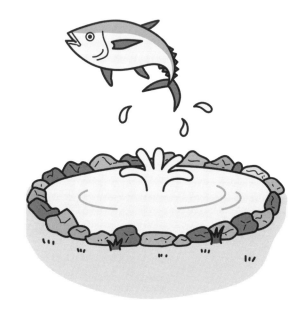

26 面倒な漢字の読み方クイズ

漢字には下の例のように音読みのし方がいろいろあります。これは，時代によって日本に入ってくる中国語の発音が違ったからです。面倒ですね。では，次の10組の熟語を例にならって読んでください。

例 { 金貨　きんか
　　 黄金　おうごん

① { 銀行
　　 行灯

② { 明治時代
　　 明朝体

③ { 請求
　　 普請

④ { 暖冬
　　 暖簾

⑤ { 提案
　　 提灯

⑥ { 女子
　　 金子

⑦ { 京都
　　 南京

⑧ { 男女平等
　　 老若男女

⑨ { 境界
　　 境内

⑩ { 氏名
　　 大名

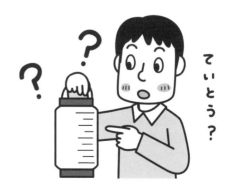

27 漢字大好きシニアの中国旅行③　寒山寺の巻

蘇州で有名なところに、寒山寺があります。ここは、昔から日本人に良く知られているところです。

鎖国の江戸時代にも大人気でした。それは、寒山寺が出てくる有名な張継（唐の時代の詩人、政治家）の漢詩『楓橋夜泊』があるからです。

漢字大好きシニアの太郎さんと孫の優太君は、その寒山寺にやってきました。

太郎さんは、お寺の前の橋を見て、「あっ、楓橋だ。船もある」と大興奮です。

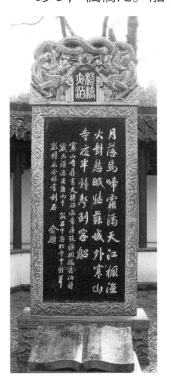

寒山寺の境内では、お目当ての『楓橋夜泊』の碑を見つけて大喜びです。

太郎「優太君、よく見ろ、張継の漢詩『楓橋夜泊』だ。漢文の時間に習ったろ。読んでみなさい」

優太「よし、訓読（日本式の読み方）にチャレンジします」

といったのは良いが、すぐにストップです。

優太「月落ち烏……」

次の「啼」の字が読めません。

そこで、太郎さんは、得意満面で、訓読を披露しました。（訓読は次のページの左をご覧ください）

50

楓橋夜泊　張繼

月落烏啼霜滿天
江楓漁火對愁眠
姑蘇城外寒山寺
夜半鐘聲到客船

楓橋夜泊（ふうきょうやはく）　張繼（ちょう けい）

月落ち烏啼いて、霜天に 滿 つ
江楓の漁火、愁眠に 對 す
姑蘇城外の寒山寺
夜半の鐘 聲 、客船に到る

問題1

左の訓読（日本式の読み方）の四角の中の漢字を，常用漢字（新字体）に直して，振り仮名をつけてください。

問題2

この詩の世界は，暖かい。○か×か？

問題3

この詩の世界は，楽しい。○か×か？

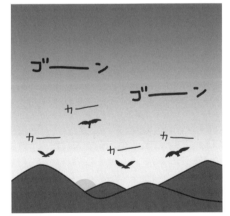

> 訳　月が落ちて暗くなった空に烏が鳴き，空には霜がいっぱいだ。眠れずにいる私の瞼（まぶた）に，漁火（いさりび）に照りはえた楓の紅葉が赤々と映る。おりしも，姑蘇の町外れの寒山寺から夜ふけに鳴らす鐘の音が私の泊まる船に聞こえてくる。寂しいことだ。

28 ひらがな―漢字なぞなぞ

□にあてはまる漢字を入れてください。

① あ ―――― 雨
　 か ―――― 亀
　 う ―――― 梅
　 こ ―――― □

② い ―――― 貝
　 き ―――― 柿
　 ぎ ―――― 鍵
　 お ―――― □

③ む ―――― 一
　 さ ―――― 五
　 ふ ―――― 七
　 か ―――― □

④ ん ―――― 三
　 ち ―――― 三・□
　 ん ―――― 四
　 ち ―――― 一

＊ヒント：古い言い方です。　　＊ヒント：三の下の・に注目。

52

漢字で 運勢③	## 今日の漢字部首占い

あなたの好きな部首を選んでください。選んだら，裏のページを見てください。

選んだ部首の漢字が今日のあなたの運勢です。当たるも八卦，当たらぬも八卦です。

糸	寸	辶
門	日	口
言	頁	イ

53

紡

●丁寧な時を紡ぐことのできそうな1日。裁縫や散歩などをしてゆったりとした時間を過ごしては。

導

●指導者に恵まれる1日。新しい趣味など始めてみるのもよいでしょう。

遊

●楽しく遊んで暮らせる1日。ワイワイ楽しみましょう。行楽地に行くのもよいかも。

関

●沢山の人と関わることになるでしょう。周りの人との関係を深めるチャンス。

時

●タイムイズマネー。思いがけない，素敵な時間が過ごせそう。

園

●遊園地や動物園など「園」の付く場所を訪れるのもよいかも。

識

●映画や本から，新しい発見があります。そして，自己の見識が深められることでしょう。

頼

●多くの人に頼られる日。リーダーシップを発揮して行動してみましょう。

得

●とてもお得に買い物ができる1日。安売りやクーポンを利用して，買い物を楽しんでみては？

29 古今東西の有名な文学作品の題名間違い探し

正しい題名と比べて，漢字が1字間違っています。正しい漢字に直してください。

そして，作者（または編者）を下の四角の中から選んでください。

① 我輩は猫である

② 戦争と平話

③ カラマーゾフの兄妹

④ 原氏物語

⑤ 海低二万哩(マイル)

⑥ 満葉集

⑦ 古事紀

⑧ ベニスの小人

⑨ 銀賀鉄道の夜

⑩ 阿倍一族

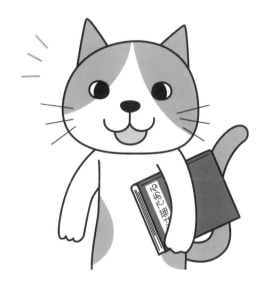

森鷗外（もりおうがい）	宮沢賢治
シェークスピア	太安万侶（おおのやすまろ）
大伴家持（おおとものやかもち)	ジュール・ベルヌ
紫式部	ドストエフスキー
トルストイ	夏目漱石（なつめそうせき）

30 漢字の算数で遊ぼう③ 掛け算

例にならって，漢字で掛け算をしましょう。

例： 一 × 2 ＝ 二

わからなくても，とにかく計算してしまいましょう。

① 木 × 2 ＝

② 夕 × 2 ＝

③ 山 × 2 ＝

④ 月 × 2 ＝

⑤ 木 × 3 ＝

⑥ 日 × 3 ＝

⑦ 一 × 3 ＝

⑧ 石 × 3 ＝

⑨ 金 × 3 ＝

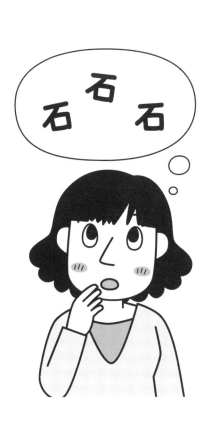

31 ことわざ・故事成語枝分かれクイズ

ことわざ・故事成語の後の言葉が，二つに枝分かれしています。正しい方を選んで，読んでください。

① 怪我の ― 功名／うわぬり

② 河童の ― 木登り／川流れ

③ 時は ― 鐘(かね)なり／金なり

④ 旨(うま)いものは ― 小人数／大人数

⑤ 青天の ― とんび／霹靂(へきれき)

⑥ 打てば ― 泣く／響く

⑦ 愁眉を ― 描く／開く

⑧ かわいさ余って ― 憎さ百倍／大金渡す

⑨ 竹屋の ― おやじ／火事

⑩ 他山(たざん)の ― 犬／石

⑪ 今日は人の身 ― 明日はわが身／明後日はわが身／昨日はわが身

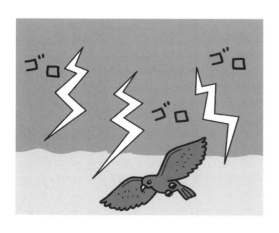

32 春夏秋冬の漢字をどう読みますか？

春夏秋冬の木や魚があります。知っているのも悪くはありません。

1　季節の木，どう読みますか？　2つから選んでください。
　① 椿
　　（さざんか　つばき）
　② 榎
　　（えのき　くすのき）
　③ 楸
　　（くぬぎ　ひさぎ）
　④ 柊
　　（ひいらぎ　もみのき）

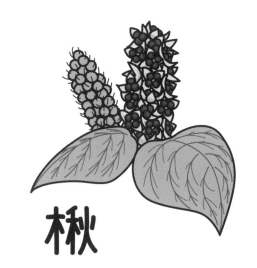

2　季節の魚，どう読みますか？　2つから選んでください。
　① 鰆
　　（めばる　さわら）
　② 鱸
　　（わかし［ブリの幼魚］　すずき）
　③ 鰍
　　（さんま　かじか）
　④ 鮗
　　（このしろ　たら）

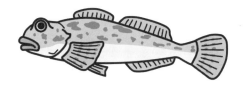

33 漢字でクロスワード 卒業編

タテ・ヨコの鍵を解いて，クロスワードパズルを完成させましょう。当てはまる漢字を入れてください。

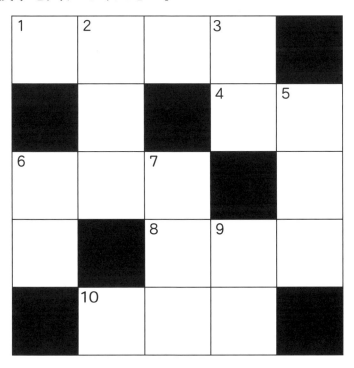

タテの鍵

2　さびた庭。
3　おとろえて消滅すること。
5　亡くなった人を乗せます。
6　喉から手が出るほど欲しい。
7　当日選挙に行け無い時に利用すると良いでしょう。○○○投票。
9　江戸時代，分家の領地に対して，主家の領地のことをいう。

ヨコの鍵

1　盛んになったり，だめになったり。
4　ゆうれい。
6　雨が降らない。
8　世界中を走るわが国の製品。
10　江戸時代，蝦夷地（北海道）を支配した。

34 挑戦！ 小学校5・6年生で習う漢字のパズルで脳トレ

　小学校で習った漢字を全部覚えていますか。今の子どもたちが5・6年生で習う漢字で脳トレです。例にならって，真ん中に入る漢字を考えましょう。

例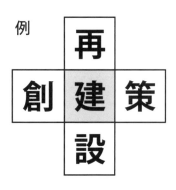

①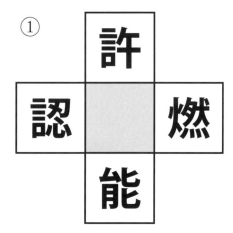

②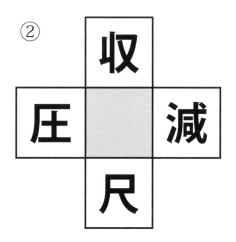

③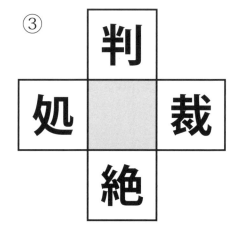

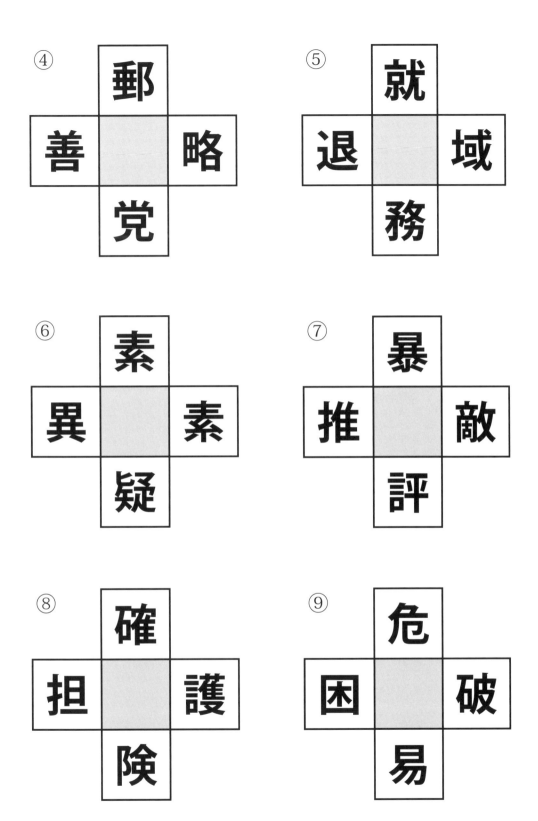

解　答

1　ひらがな四字熟語（p.5）

①ん（一心不乱）　②さ（苦心惨憺）　③で（以心伝心）　④き（危機一髪）

⑤ぜ（絶体絶命）　⑥と（十人十色）　⑦ゆ（油断大敵）　⑧う（風光明媚）

⑨ん（三寒四温）

2　歩道の不思議な漢字（p.6）

①大急ぎ（大きい急ぐという文字）　②小走り（小さな走の文字）

③いか（かいの反対）　④やすみ（やが隅にある）

⑤ごかい（誤った解の字）

3　漢字バラバラ事件（p.8）

①笑　②楽　③福　④傘　⑤健康

4　漢字の算数で遊ぼう①　足し算（p.10）

①結　②姓　③固　④鉢　⑤問　⑥驚　⑦対　⑧唄，員　⑨量　⑩順

⑪答　⑫意　⑬針　⑭歩　⑮時　⑯困，杏，呆　⑰鰯　⑱明　⑲線

⑳鮮　㉑校　㉒炎，昌

5　動物漢字クイズ①（p.12）

①D　②C　③B　④F　⑤A　⑥E

6　からだの名前を漢字で覚えよう（p.13）

①くちびる　②ほお　③ひじ　④ひざ　⑤のど　⑥は　⑦はな

⑧あご　⑨すね　⑩ひかがみ（膝の後ろのくぼんでいる部分）

⑪むね　⑫わき　⑬もも　⑭まゆ

8　漢字大好きシニアの中国旅行①　空港の巻（p.16）

問題1　機　＊登機口です。機は飛行機の機です。机もキと読みます。
　　　　　そこで，難しい機の代わりに，簡単な机を使っているの
　　　　　です。飛行機に乗る入り口，すなわち搭乗口です。

ちなみに机は中国語では書桌といいます。桌は卓と同じです。

問題2　到達　＊優太君の見たものには「国内到达」とありました。国内便が着く所の案内表示だったのです。

問題3　②劉　＊『三国志』で活躍する蜀の劉備の劉です。

9　挑戦！　小学校1・2年生で習う漢字のパズルで脳トレ（p.18）

①日　②山　③川　④土　⑤食　⑥言　⑦地　⑧花　⑨楽

10　この漢字どう読む？　クロスワード　入門編（p.20）

1ハ	2イ	3ク	■	4カ	5コ
6ツ	キ	ミ	7ダン	ゴ	
ピ	■	8テ	ン	■	ジ
9ヨ	10カ	■	11カ	12イ	テ
13ウ	ガ	14イ	■	15ワ	ン
■	16ミ	ン	ゾ	ク	■

＊點：点の旧字。

11　どんな漢字を当てますか？（p.23）

①運び　②奮って　③暫く　④立て　⑤致し
⑥等　⑦出来　⑧お越し　⑨有難う　⑩御無沙汰

12　動物漢字クイズ②（p.24）

①E　②D　③A　④F　⑤C　⑥B

13　からだの慣用句クイズ（p.25）

①顔・目　②目　③手　④舌・腰　⑤耳　⑥腕　⑦骨　⑧肩　⑨足
⑩掌(てのひら)・踵(きびす)　⑪指　⑫顔　⑬口

14　この漢字，どこか変！?（p.26）

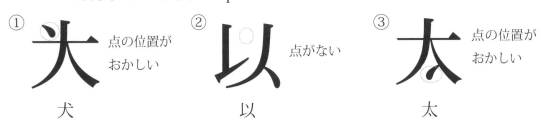

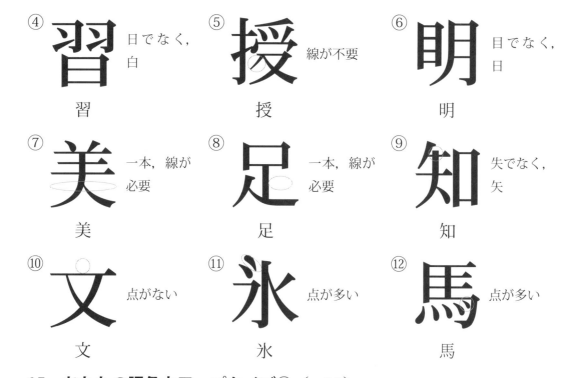

15 あなたの語彙力アップクイズ①（p.28）

①B　②B　③A　④B　＊本当は京都見物してこなかった人が，白川のことを聞かれ，てっきり川のことだと思い込み，舟で夜通過したから知らないと答えたため，嘘がばれたことから。　⑤B　＊明治維新以後は，和魂洋才にとって代わられた。

16 漢字大好きシニアの中国旅行② 呉の国の巻（p.30）

問題1　同舟　＊同じ船に乗っていて，嵐で舟が沈みそうになったとき，日頃から仲が悪い呉と越の人間も一緒になって沈まないようにがんばることから，仲が悪い者同士でも，危機に遭うと，一緒になって危機を脱しようとがんばること。

問題2　臥薪嘗胆　＊薪に臥し，胆を嘗めること。

問題3　がく　＊谷や溝のこと。この場合は谷。

17 漢字でクロスワード 入門編（p.32）

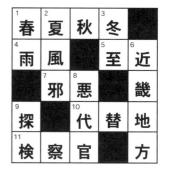

19　お笑い当て字教室（p.37）

1　①キリン　②コンドル　③イルカ　＊蘇我入鹿の入鹿はイルカのことです。これホント！　④寝子　＊ネコの語源は寝る子とも言われます。　⑤ゴリラ　⑥コアラ　⑦カワウソ，ラッコ，ジャガー，チンパンジー

2　例　①雷温　②可歯　③楽駄　④般田　⑤輪二　⑥風等民語　⑦片銀，阿座裸支，考留，差位

20　挑戦！　小学校3・4年生で習う漢字で間違い探し（p.38）

①観→感　②羊→洋　③板→反　④血→決　⑤正→整　⑥課→果
⑦連→練　⑧員→院　⑨柱→注　⑩歯→葉　⑪徳→特　⑫仕→試
⑬建→健　⑭成→省　⑮改→械　⑯標→票　⑰級→究　⑱岐→希
⑲動→働　⑳管→観　㉑共→協

21　あなたの語彙力アップクイズ②（p.40）

①×　＊状況が全然わからないこと。　②○　③○　④○　⑤×　＊大胆かつ細心であること。　⑥○　⑦×　＊することが正しくまじめなこと。　⑧○　⑨×　＊道徳が乱れていること。　⑩○

22　本当に大切な漢字読めますか？（p.42）

1　読み方：③　意味：①　　2　読み方：②　意味：①
3　読み方：①　意味：②　　4　読み方：②　意味：①
5　読み方：②　意味：③　　6　読み方：①　意味：②
7　読み方：②　意味：①　　8　読み方：②　意味：①
9　読み方：①　意味：①　　10　読み方：③　意味：②
11　読み方：③　意味：③　　＊「こうこう」が正しいが，医学の場では「こうくう」と読んでいる。

23　漢字の算数で遊ぼう②　引き算（p.44）

①重　②門　③力　④角　⑤心　⑥目　⑦白　⑧女　⑨豆　⑩会
⑪言　⑫月　⑬北　⑭烏，西　⑮欠　⑯南　⑰山　⑱東　⑲氏　⑳田
㉑寺　㉒走

65

24 この漢字どう読む？ クロスワード 卒業編 （p.46）

¹バ	²ジ	³ト	ウ	⁴フ	⁵ウ
ケ	■	⁶カ	ミ	ナ	リ
⁷ツ	⁸ラ	ラ	■	ズ	■
■	テ	■	⁹キ	シ	¹⁰ベ
¹¹ハ	ン	テ	ン	■	ン
¹²キ	ゴ	■	¹³カ	ン	リ

＊馬耳東風

26 面倒な漢字の読み方クイズ （p.49）

①ぎんこう，あんどん　　②めいじじだい，みんちょうたい

③せいきゅう，ふしん　　④だんとう，のれん

⑤ていあん，ちょうちん　⑥じょし，きんす

⑦きょうと，なんきん　　⑧だんじょびょうどう，ろうにゃくなんにょ

⑨きょうかい，けいだい　⑩しめい，だいみょう

27 漢字大好きシニアの中国旅行③ 寒山寺の巻 （p.50）

問題1　継　満（つ）　対（す）　声

問題2　×　寒い

問題3　×　寂しい

28 ひらがな—漢字なぞなぞ （p.52）

①米（こめ）　②顔（かお）　③十　＊旧暦の月の呼び名

④一　＊円周率

29 古今東西の有名な文学作品の題名間違い探し （p.55）

①我→吾・夏目漱石　②話→和・トルストイ

③兄妹→兄弟・ドストエフスキー　④原→源・紫式部

⑤低→底・ジュール・ベルヌ　⑥満→万・大伴家持

⑦紀→記・太安万侶　⑧小→商・シェークスピア

⑨賀→河・宮沢賢治　⑩倍→部・森鷗外

30　漢字の算数で遊ぼう③　掛け算（p.56）
①林　②多　③出　④朋　⑤森　⑥晶　⑦三　⑧磊　＊「磊落」のらい。
⑨鑫　＊きん：金や財産をたくさん持っているようす。

31　ことわざ・故事成語枝分かれクイズ（p.57）
①功名　②川流れ　③金なり　④小人数（こにんずう）　⑤霹靂　＊思いもかけぬこと。霹靂はかみなり。⑥響く　⑦開く　⑧憎さ百倍　⑨火事　⑩石　＊他人の悪い行いも自分を磨くのに役立つこと。質の良くない別の山の石も，自分の持っている玉を磨くには使えるという意味から。
⑪明日はわが身

32　春夏秋冬の漢字をどう読みますか？（p.58）
1　①つばき　②えのき　③ひさぎ　④ひいらぎ
2　①さわら　②わかし　③かじか　＊この字は中国ではドジョウ。
　　④このしろ

33　漢字でクロスワード　卒業編（p.59）

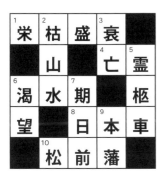

34　挑戦！　小学校5・6年生で習う漢字のパズルで脳トレ（p.60）
①可　②縮　③断　④政　⑤職　⑥質　⑦論　⑧保　⑨難

67

■編者紹介

脳トレーニング研究会

　知的好奇心を満たし，知的教養を高めるクイズ，脳トレーニング効果のある楽しいクイズを日夜，研究・開発している研究会。著書に，『バラエティクイズ＆ぬり絵で脳トレーニング』『シニアのための記憶力遊び＆とんち・言葉クイズ』『シニアのための記憶力遊び＆脳トレクイズ』『シニアのための笑ってできる生活力向上クイズ＆脳トレ遊び』『シニアの脳を鍛える教養アップクイズ＆記憶力向上遊び』『シニアが毎日楽しくできる週間脳トレ遊び―癒やしのマンダラ付き―』『シニアの面白脳トレーニング222』『クイズで覚える日本の二十四節気＆七十二候』『クイズで覚える難読漢字＆漢字を楽しむ一筆メール』『孫子の兵法で脳トレーニング』。

［お問い合わせ］
黎明書房（☎ 052-962-3045）まで

＊イラスト：さややん。

コピーして使えるシニアの漢字で脳トレーニング

2018年5月30日　初版発行	編　者	脳トレーニング研究会
	発行者	武　馬　久　仁　裕
	印　刷	株式会社太洋社
	製　本	株式会社太洋社

発　行　所　　　　　　株式会社　黎　明　書　房

〒 460-0002　名古屋市中区丸の内 3-6-27　EBS ビル
　　　☎ 052-962-3045　FAX 052-951-9065　振替・00880-1-59001
〒 101-0047　東京連絡所・千代田区内神田 1-4-9　松苗ビル 4 階
　　　　　　　　　　　　　　　　　　　　　☎ 03-3268-3470

落丁本・乱丁本はお取替します。　　　ISBN978-4-654-05978-2
© REIMEI SHOBO CO., LTD. 2018, Printed in Japan

本書のワンステップ上を楽しみたい方の漢字脳トレ本！

クイズで覚える難読漢字
＆漢字を楽しむ一筆メール
脳トレーニング研究会編　Ｂ５・64頁　1500円

里斯本，娚はどう読む？「骸骨を乞う」ってなんのこと？　水府はどこのこと？　難読漢字や故事成語等に親しみ，語彙力アップ！　漢字を駆使して近況を伝える愉快な一筆メールの例文付。

クイズで覚える
日本の二十四節気＆七十二候
脳トレーニング研究会編　Ｂ５・67頁　1500円

啓蟄，清明，芒種，小暑……とは？　日本の細やかな季節の変化を表わす「二十四節気」「七十二候」を，クイズを通して楽しみながら覚えられる1冊。関連する和歌や俳句を分かりやすい解説付で収録。

はじめての人でもすぐできるシニアの
ための俳句づくりワークシート
今井弘雄著　Ｂ５・86頁　1800円

わかりやすく，ていねいな説明と具体例で，はじめての人も楽しく俳句が作れるように構成した超簡単俳句入門書。よく使う月別季語一覧や句会の進め方，コピーして使える句会に必要な用紙つき。

読んで，書いて二倍楽しむ
美しい日本語
武馬久仁裕編著　Ｂ５・63頁　1600円

和歌や物語，俳句や詩，ことわざや花言葉など日本の美しい言葉，楽しい言葉を厳選。読んで味わい，なぞって書くことで，教養を高め，脳を活性化できる本。作者の紹介や作品の解説付き。2色刷。

シニアのための記憶力遊び
＆脳トレクイズ
脳トレーニング研究会編　Ｂ５・62頁　1500円

簡単で楽しい記憶力遊びやなぞなぞ，漢字パズル，クロスワードパズル，3択クイズ，おもしろ文章問題などクイズが満載。シニアの脳の体操に最適です。コピーしてそのまま施設のレクにも。2色刷。

シニアが毎日楽しくできる
週間脳トレ遊び　―癒やしのマンダラ付き―
脳トレーニング研究会編　Ｂ５・66頁　1500円

1日1問の多種多様な脳トレで，1年間毎日楽しく脳を鍛えられます。「曜日計算クイズ」，「日本の暦クイズ」等，記憶力や生活力，発想力や教養の向上に。「癒やしのマンダラ遊び」も収録。

シニアの面白脳トレーニング 222
脳トレーニング研究会編　Ｂ５・65頁　1500円

「簡単な難しい漢字」「今日も記念日」「宝物の巻物を解読しよう」「円周率を覚えよう」等，1冊で記憶力や推理力，ひらめき力・教養・感性等の能力の維持・強化ができる。

孫子の兵法で脳トレーニング
脳トレーニング研究会編
Ｂ５・79頁＋カラー口絵3頁　1700円

人生の導きの書，ビジネスの指南書として人気の「孫子の兵法」をクイズにしました。"戦わずして勝つ""遠回りの道をまっすぐの道にする"などの，孫子の，兵法をクイズでマスターできます！

日本伝承遊び事典
東京おもちゃ美術館編　Ａ５上製・271頁
（内カラー32頁）＋カラー口絵8頁　4500円

七夕やコマまわしなど，子どもたちが担う豊かな日本の四季折々の伝統的な行事や遊びから，未来の子どもたちに伝えたいもの約300を厳選し収録。遊び方の図解や多数の写真を交え，紹介した遊べる事典。

表示価格は本体価格です。別途消費税がかかります。

■ホームページでは，新刊案内など，小社刊行物の詳細な情報を提供しております。「総合目録」もダウンロードできます。
http://www.reimei-shobo.com/

俳句で楽しく脳トレしませんか。
黎明俳壇への投句のお誘い

シニアの皆さん。葉書でネットで気軽に投句してください。投句料は無料です。

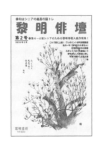

1　投句：投句は1回につき2句まで。下記の住所に葉書もしくは，メールにて小社内の黎明俳壇係にお送りください。投句料は無料です。
　　〒460-0002　名古屋市中区丸の内3-6-27　EBSビル　黎明書房　黎明俳壇係
　　E-mail：mito-0310@reimei-shobo.com　Tel：052-953-7333
　　未発表作品に限ります。二重投句はご遠慮ください。選者が添削する場合がございます。投句の際は，ご住所・お名前（ふりがな）・電話番号を明記してください。詳しくは小社ホームページをご覧いただくか，係までお問い合わせください。小社ホームページは「黎明書房」で検索できます。
2　選句発表：特選，秀逸，佳作の作品を，隔月に小社ホームページ上に発表します。また，年2回（1月，7月を予定）発行の冊子『黎明俳壇』（オールカラー）に掲載させていただきます。特選，秀逸，佳作の作品掲載の冊子『黎明俳壇』は，特選，秀逸の方に送らせていただきます。冊子『黎明俳壇』は，定価500円（送料込）です。ご希望の方は，小社へ直接ご注文ください。代金は切手可。
3　お願い：掲載されました特選，秀逸，佳作の作品は，小社刊行物に使わせていただくことがあります。
4　選者：武馬久仁裕（黎明書房社長，俳人）

※詳しくは小社ホームページをご覧ください。

自費出版のご案内

○詩集・句集・歌集・自分史・論文集・小説・随筆集・社史　その他，お引き受けいたします。
○出版をご希望の方は，小社「自費出版係」まで，お気軽にお問い合わせください。
　Tel.052-953-7333　　E-mail: ito@reimei-shobo.com
○お見積もりは無料です。（小社の方針に添わない場合は，出版をお引受けできない場合がありますのでご了承ください。）
＊自費出版については，小社ホームページにて詳しくご案内しております。
＊句集・歌集の場合は，通常よりお値打ちにさせていただきます。